AF349615

CATALOGUE

DU

MUSÉE D'ANATOMIE

& D'HISTOIRE NATURELLE,

DE M. E. MARCHE,

NATURALISTE ET PRÉPARATEUR D'ANATOMIE COMPOSÉE,

A PARIS.

Ce Musée est le plus riche et le plus complet de tous ceux qui ont été exposé[s] jusqu'à ce jour.

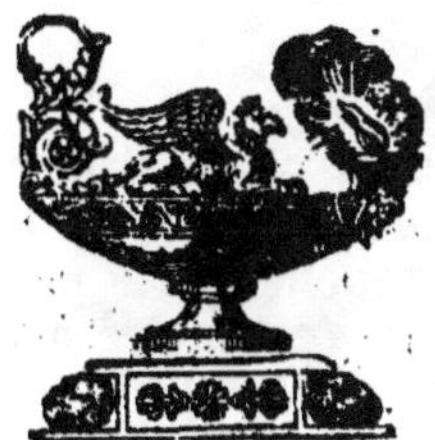

LILLE,

IMPRIMERIE GUERMONPREZ, PLACE DE LA MAIRIE, 11.

1856.

CATALOGUE.

DES 36 TYPES HUMAINS DES CINQ PARTIES DU MONDE.

1. **FUNDAS,** Négresse de l'Afrique ainsi que les quatre sujets suivants : cette fille fut vendue comme esclave au marché et acheté par les missionnaires dans l'Abissinie, Elle fut envoyée à Munich par les mêmes missionnaires, où elle fait son éducation dans un couvent ; elle consacre spécialement une partie de son temps à étudier la Religion chrétienne, afin de la propager dans son pays et de servir à la ma se d'intructives. moralisation.

   Cette fille ne connnait pas ses parents et ne se rappelle plus de sa maison paternelle, sa mère l'a fait tatouer d'une manière singulière afin de la reconnaître, si jamais elle a le bonheur de la rencontrer.

2. **FARA,** Négresse de l'Afrique centrale, près la source du NIL, âgée de 15 ans et déjà mère de deux enfants, morts en faisaut le voyage de l'Afrique en Europe.

3. **ESCHA,** de Barna.

4. **GADAMÉHER,** de Darfur.

5. **NASRA,** de Gygitschii.

6. **ALBISINIENNE,** Les branches originaires de cette race furent possesseurs de ces pays du temps de Moïse ; elle descend de la race Circassienne de laquelle elle a encore quelques traits phisiologiques ; cette race s'est mélée avec les nègres, de là les cheveux demi laineux et le teint brun.

7. **CAFFRE,** Ce peuple habite l'Afrique du Sud à partir des bords du fleuve du Laint-Esprit, jusqu'au détroit Cebel-Mandele, beaucoup de ces peuples dévorent leurs semblables, ils sont très-cruels ; la plupart portent des colliers d'os des hommes qu'ils ont dévorés. La race est cependant beaucoup plus noble que celle des Nègres. Ils élèvent des bestiaux et cultivent la terre : ils aiment le tabac passionnément ; leur langage est sonore, leur langue est riche en voyelles et diphangas, ils Ils sout plus guerriers que les Nègres, aussi ils ont formé des règnes plus grands; ils croient à un être suprême, et au lieu de lieu de lui rendre leurs hommages, ils adorent le diable.

8. **NÈGRE DE GALLAS,** Les Gallas sont u'une nation qui est ordi-

nairement dispersée dans les contrées tropiques de l'Afrique. C'est une race sauvage et barbares, la plupart sont des pâtres Ils sont divisés en plusieurs tributs gouvernés par des reines. La plupart de ces peuples son des payens qui adorent un être suprême appelé WAGG. Ils font annuellement un pélérinage à un Saint arbre appelé Wandanabe et qui ne doit jamais être vu par une femme.

9. **L'HOMME DES BOIS,** Les hommes de bois sont ordinairement une race de Nègres ; cependant ils ont beaucoup de propre, leur taillé est beaucoup plus swelte que cel e des Caffres, leur peau est brune et tient le milieu entre le noir luisant des Nègres et le teint jaune des Hottentots. On ne peut pas s'en servir comme esclaves, ils sont trop indolents.
Ils habitent l'Ouest de l'Afrique.

10. **AUSTRALIENNE,** fille de Huzon.
L'intérieur des iles Phylippiennes est beaucoup habité par de nombreuses tributs de Nègres ; ils vivent dispersés dans des montagnes escarpées. Leur extérieur annonce quelque chose de sauvage ; On dirait que cette race est mandite du ciel ; ils vivent paire paire, mènent une vie erran e et vagabonde, se nourrissent de fuits sauvages ; Il est rare qu'ils choisissent leur domicile dans nn village quelconque. Ils ont un naturel très-indolent, plustôt que de se rendre esclave, ils se font tuer de coups ; ils détestent tout travail et malgré les efforts multipliés des missionnaires, ils n'ont jamais pu être convertis au Chtistianisme.

11. **PAPOUAS,** Ce peuble répondu dans la race des Moluques, d'une grande taille, teint noir, cheveux laineux, nez plat, lèvres grosses, bouche large, belliqueux, mais traitres et féroces.

12. Originaire de la **NUKAIWA,** C'est ce peuple qui se tatoue de la manière la plus parfaite, ils font aussi bien sur toutes les parties du corps que sur la figure, des dessins systémétriques : ils ne se couvrent que d'une ceinture très-étroite, plantent dans leurs oreilles soit une forte arête de poissons ou un clou de fer forgé.
Ce peuple est joli de son naturel et particulièrement parmi le sexe féminin, l'on trouve des personnes d'une beauté remarquable qui surpasse de beaucoup les femmes de nos pays.

13. Jeune homme de la **NOUVELLE-HOLLANDE,** en Australie.
Ce modèle présente la race Australienne d'une manière particulière, par son teint brun noir, ses cheveux crépus ; ils sont lents et peu surs des mouvemeuts corporels qu'ils exécutent. Ils vivent dans des combats continuels avec leurs voisins et ne se plaisent qu'à la pensée de détruire leurs semblables, ils sont naturellement féroces, cruels et sauvages.

14. Homme de la **NOUVELLT-ZÉLANDE.**

15. Femme   id.   id.   id.

16. Jeune fille id.   id.   id.

Ces indigènes appartiennent à la race Polynésienne ; leur couleur est basanée, leur taille élevée ; ils ont les cheveux noirs, les traits agréables et réguliers, ils se tatouent avec beaucoup de soins, leur langue ressemble à celle des Athahitians. Ces peuples sont anthropophages.

17. Un **MALAYE** de Timor.

18. Une **MALAYENNE**,

Quoiqu'il y ait plusieurs branches de ce peuple, il descend de Malakka ex-conquérant de l'Archipel Asiatique ; ce peuple a le caractère indépendant ; il est ordinairement fier et vindicatif

19. **ARA-MAIDA**, de Fandiminsland.

Ce peuple est compté au nombre des Nègres, il est aussi noir mais bien différent dans son caractère, il a la difformité des habitants de la Nouvelle-Hollande. Il est étranger à toute culture, va tout nu et ne couvre que les épaules d'une petite peau. Leur vie est errante et vagabonde.

20. **KAMOSKADALE**, Les Kamdskadales sont des Chinois émigrés, de là leurs traits de ressemblance avec ces derniers ; ils habitent les contrées les plus froides du Globe, se nourrissent de de la pêche et de la chasse ; leur nez est relevé et applati à force de l'envelopper pour le soustraire à la rigueur du climat, ils se couvrent avec des peaux, portent culottes et des bottes hautes surtout en hiver.

21. **GUNG-A-TAI**, Chinois.

22. **GUNG-A-LÆ**, Chinoise.

Ce sont deux portraits communs copiés sur les Chinois qui ont parcouru la France et l'Allemagne. Ce peuple est très-civilisé dès les temps les plus reculés. Cependant par leur éloignement des différents pays, ils sont beaucoup en retard avec les Européens.

23. Un jeune **BRAMIEN**, qui s'est distingué par sa beauté et sa bravoure.

24. Une jeune **BRAMIENNE**, des Indes Occidentales.

Le fanatisme religieux est le caractère principal de ce peuple, il adore une divinité qu'il traine sur un char noir les jours de fête.

25. **JAPONNAIS**, Ce peuple est un mélange de la race Malaise et de celle Mongole. C'est une nation fière, noble et ingénieuse ; Elle est la plus civilisée et la plus policée de l'Asie.

26. **SCHIPE-WA-SCHIEF**, originaire de l'Amérique du Nord.

Ce peuple habite le pays sauvage de Missouri, se distingue par la variété des couleurs de leur visage, des cheveux argentés et des yeux bleus.

27. **NESAUA QUAIT**. Ce portrait a été fait dans l'Amérique de Washington, en 1857.

28. **MULATRESSE**. La race indigène ayant fait alliance avec une autre, soit nègre ou blanche a donné l'existence aux Mulâtres,

Transporté de l'Afrique en Amérique, ce peuple habite généra-
lement les Antilles. Il est fort et robuste.

29. SCHAUHAUPOPANIXE.

30. INDIEN JAMAY. Ce portrait fut fait en 1887, lorsque cet homme
eut 18 ans. Un de ses amis fit un voyage de 100 milles où il
fut tué. Aussitôt que Schauhaupopatinixe fut instruit de la
mort de son ami, il partit pour le venger et rapporta dans l'espace de 24 heures 3 cadavres Liaux tués de ses propres mains.

31. Habitant de **NUDKASUND.** Le costume de ce peuple consiste
en un simple manteau. Ils sont fièrc de leurs têtes, se percent
les narines et les ornent de différents objets travaillés à ce
sujet, comme l'ivoire etc.

32. RAND-CHE-WAI-ME, Indienne. Ce nom veut dire jolie colomb,
elle reçut ce nom pour sa beauté et la noblesse de son caractère, par son chef de taibut.

33. OTTA-HALF-CHIEF. Un jeune guerrier distingué qui de simple
indien s'est élevé au grade de chef de tribut, il fut très-sus-
ceptible d'accord et de civilisation, il vécut en bonne harmonie
avec les Français, Allemands et Anglais.

34. ESKIMOSE Ce peuple est dispersé dans les parties septentrio-
nale de l'Asie et de l'Amérique, il a acquis une certaine civilisation et un ensemble de langage par suite des nombreuses
fréquentations entre eux.

35. MEZINE. Cette race est un mélange de Nègres et d'Américains.

36. FILLE EUAOPÉENNE. De la race Circassienne,

<table>
<tr><td>37. Tête d'EUROPÉEN.</td><td rowspan="4">}</td><td rowspan="4">Représentant demie partie chevelue
et demie partie osseuse.</td></tr>
<tr><td>38. id.   ASIEN.</td></tr>
<tr><td>39. id.   AFRICAIN.</td></tr>
<tr><td>40. id.   AMÉRICAIN.</td></tr>
</table>

EMBRYOLOGIE.

41. La coupe verticale d'un bassin de femme qui représente
une partie de la colonne vertébrale, ainsi que l'utérus,
à l'état de vacuité.

42. Parties génitales contenant un embryon d'un mois.

43. Un embryon de deux mois.

44.   Id.   de trois mois.

45.   Id.   de quatre mois.

46. Fœtus de cinq à neuf mois.

47.   Id.   de six mois.

48.   Id.   de sept mois.

49.   Id.   de huit mois.

50.   Id.   de neuf mois.

51. Grossesse extra-utérine, lubaire et ovarique.
52. Demi-bassin de femme.
53. Squelette d'un embryon d'un mois.
54.   Id.   de deux mois.
55.   Id.   de trois mois.
56.   Id.   de quatre mois.
57.   Id.   d'un fœtus de cinq mois.
58.   Id.   »   six mois.
59.   Id.   »   sept mois.
60.   Id.   »   huit mois.
61.   Id.   »   neuf mois.

FŒTUS NATURELS CONSERVÉS.

62. Embryon mâle de six semaines.
63. Deux jumeaux mâles de deux mois.
64. Embryon de trois mois, tenant au placenta par le cordon
      ombilical.
65. Embryon de trois mois et demi.
66.   Id.   de quatre mois.
67.   Id   de quatre mois et demi.
68. Fœtus de cinq mois.
69. Id.   de six mois.
70.   Id.   de sept mois, délivré par les forceps ; enfant mort
      quinze jours avant l'accouchement.
71. Fœtus de huit mois.

72. Circulation du sang chez le fœtus avant sa naissance,
      présenté comme tenant au placenta par le cordon
      ombilical, ce cordon s'implante au foie de l'enfant,
      s'y distribue par ramification et établit ainsi la cir-
      culation entre la mère et l'enfant, ce cordon est
      double, il est composé de la veine et de l'artère, l'ar-
      tère conduit le sang vivifiant l'enfant, et la veine
      ramène le sang gâté qui se revivifie chez la mère.
73. Fœtus à neuf mois, dans l'utérus qui est ouvert l'enfant
      est recouvert par la membrane de l'amnios, l'on voit
      le cordon et le placenta.
74. Opération Césarienne, incision faite sur la ligne blanche
      depuis l'ombilic jusqu'à la symphise pubienne, en tra-
      versant le peritoine, la matrice et les enveloppes du
      fœtus ; on voit les mains de l'opérateur qui dégage
      l'enfant.

75. Sein ou glande mamaire d'une femme qui alaite ; la glande s'ouvre, l'on voit qu'elle est formée par la réunion d'une quantité de petites glandes ; les canaux calactophores sous formes de rayons blanchâtres qui se rendent à la papille et de là aboutissent aux orifices du sein.

76. Coupe horizontale du cerveau au-dessus du corps calleux.

77. Coupe médiane du lobe gauche du cerveau, du cervelet ou arbre de la vie et de la moële alongée.

78. Anatomie d'une partie de la face, coupe médiane du cerveau, et origine du nerf trifacial.

79. Anatomie postérieure du col, pour laisser voir l'origine des nerfs cervicaux et de leurs ganglions.

80. Tête dont la partie supérieure du crâne est enlevée pour laisser voir la dure-mère, première enveloppe du cerveau.

81. Même coupe du crâne, seulement, le cerveau est enlevé pour laisser voir la dure-mère par sa partie interne et inférieure.

82. Coupe verticale du lobe droit du cerveau.

83. Anatomie d'une partie de la face chez un enfant de 18 mois.

84. Anatomie d'une partie de la face, des nerfs de l'œil et des nerfs craniens.

85. Tête dont le cuir chevelu est enlevé, pour laisser voir les ouvertures faites au crâne par le trépan.

86. Tête d'un arabe décapité pour crime de trahison.

87. Cœur avec ses gros vaisseaux ; il s'ouvre pour laisser voir l'intérieur des ventricules et des oreillettes.

88. Œil cinq fois le diamètre, nature montrant la clératide, la charoïde, les proces ciliaires, le cristallin et ses capsules antérieures et postérieures, l'humeur vitrée au travers de laquelle on aperçoit la rétine et ses artères.

89. Hernies crusale, ombilicale et inguinale, formées par l'intestin grêle.

LISTE DES MALADIES DES YEUX, 87 PIÈCES EN 5 TABLEAUX

PREMIER CADRE.

90. Opération de la cataracte par dépression.
91. Opération de la cataracte par extraction.
92. Abcès de la conjonctive scléroticale
93.   Id.   au limbe de la cornée.

94. Adhérences du bord pupillaire.
95. Agilops.
96. Albugo compliqué de Mydiose.
97. Amaurose rétinienne conjestive.
98.   Id.   torpide.
99.   Id.   rhumatismale.
100.   Id.   rétinienne organique.
101. Ankilops.
102 Atrophie de l'œil.
103. Blepharoptosie.
104. Conjonctivité granulée avec ulceration du segment supérieur de la cornée.
105. Choroïdite.
106. Cataracte verte compliquée d'un léger nuage.
107.   Id.   capsulaire antérieure.
108.   Id.   capsulo lenticulaire.
109.   Id.   noire.

DEUXIÈME CADRE.

110.   Id.   végétante.
111.   Id.   Disseminée.
112.   Id.   étoilée.
113.   Id.   arborescente.
114.   Id.   capsulo postérieure.
115.   Id   capsulaire.
116. Croûte de lait atteignant les paupières.
117. Ectropion.
118. Enkantio.
119. Exophthalmie causée par une portion de la parotide développée par un skirrhe.
120 Exophthalmie causée par une tumeur carcinaumateuse, ayant pris naissance à la glande lacrymale.
121. Facettes de la cornée résultant d'une ophthalmie rhumatismale.
122. Formation de l'opacité de la capsule cornée ou verotive.
123. Fungosité d'une partie de la surface cornée conjecturale.
124. Fongus hœmatodes de la paupière.
125. Flux palpebral des nouveaux nés.
126. Glaucome.
127. Grèle des paupières.

TROISIÈME CADRE.

128. Hypopion.
129. Hydropisie de la chambre antérieure de l'œil.
130. Hydrophthalmie.

QUATRIÈME CADRE.

MALADIES DE L'UTÉRUS.

166. Erosion superficielle du col, état catarrhal de la muqueuse utérine.
167. Phlogose granuleux du col, première période.
168. Cancer ulcéré du col, deuxième période.
139. Cancrciome (non ulcéré).
170. Déchirures du col, consécutives à de nombreux accouchements (cicatrisées).
171. Phagédéniques de la lèvre supérieure du col.
172. Supuration des follicules muqueux du col (affection syphilitique).
173. Prolapsus complet de l'utérus.
174. Demi-tête naturelle offrant la distribution des nerfs de la face de l'œil, de l'oreille, de la langue, de l'odoratus
175. Demi-tête naturelle offrant la distribution des veines et artères dans leurs rapports comme ci-dessus.
176. Tête d'un enfant de six ans, l'on voit la première dentition complète et les germes des dents de remplacements.
177. Machoire complette d'une adulte (32 dents), d'un côté les racines sont sciées pour montrer le canal de la dent dans chacun desquelles l'on voit l'artère et la veine nourricière, de l'autre côté l'on voit les nerfs organes de la sensibilité.
178. Bassin d'une femme de 26 ans, rachitique, sur laquelle on avait fait l'opération césarienne, l'accouchement naturel étant impossible le diamètre antério-postérieur n'ayant que 0,03 cent. 1/2.
179. Bassin d'une femme de 24 ans, qui ayant fait une chûte, s'est brisé l'articulation coso-femerale ; la tête du femur étant sortie de sa cavité, il s'est formé une articulation plus haut, ce qui a déformé le bassin et racoursi la jambe considérablement; si cette femme avait été plus jeune le bassin aurait pu se dévier et ne pas permettre l'accouchement ordinaire.
180. Bassin d'un homme bien conformé.
    Id. d'une femme bien conformée.
181. Os malades par suite de la syphilis.
182. Squelette d'un homme de 35 ans.
183.   Id.   d'une femme de 28 ans.
184. Homme de 29 ans, sur lequel l'on a préparé le nerf grand sympathique ou trisplanchnique (réunion des deux grands centres nerveux), c'est-à-dire des nerfs qui sont sous l'influence et obéissent à la volonté de l'homme, telssontceuxqui agissent lorsque nousvoulons faire un mouvement et que nous l'exécutons, les autres nerfs sont ceux qui président aux fonctions organiques,

comme celles du cœur, de l'estomac, des intestins.

85. Appareil digestif, cette préparation montre le trajet que suivent les aliments que l'on prend après avoir été formé par la mastication et avec le secours de la salive, le col mentaire est précipité par la langue, qui, en s'élevant d'avant en arrière l'oblige de tomber dans le pharynx, puis dans l'œsophage et dans l'estomac où il subit un nouveau travail par la contraction des muscles de cet organe ; il reçoit les sucs biliaires, on voit le canal qui conduit le fiel dans le pylore, la glande pancréas et la rate ; au sortir de l'estomac les aliments devenant matière fécale ; la masse intestinale à l'extrémité de laquelle se trouve (nommé vulgairement) la barrière des apothicaires, et entre dans le gros intestin où elle prend sa forme et sort par l'anus après avoir perdu dans son trajet tous les sucs nutritifs qu'elle contenait et qui ont été absorbés par les vaisseaux.

186. Tête phrénologique naturelle avec topographie du système Gall et surtheim.

187. Tête en platre moulée sur un petit mort à l'Hôtel-Dieu, à Paris.

188. Gale invétérée.

189. La lèpre.

190. Charbon ou anthrax.

191,
192.
193.
194. } Maladies secrètes détaillées sur les pièces mêmes.
195.
196
197.

198. Blennorrhagie.

199. Blennorrhagique syphilitique.

200. Perte de l'œil gauche et du nez, ulcération de la peau.

201. Nègre atteint d'une carie frontale et des os de la pommette

202. Jeune homme réputé hermaphrodite.

203. Hypospadias, vice de conformation des parties génitales du sexe masculin, consistant en ce que l'urèthre s'ouvre au dessous de la verge à une distance plus ou moins éloignée du gland au lieu de se prolonger dans l'épaisseur du penis jusqu'à son extrémité.

204. Matière cornée ayant pris naissance sur le front d'une femme, à l'âge de 80 ans et qui, dans l'espace de quatre ans, a atteint la longueur de 23 centimètres.

205. Fœtus de Mouton à deux têtes sur un seul corps, la colonne est ouverte pour laisser la moële épinière.

ANATOMIE COMPARÉE.

206. Anatomie de la poule, on voit l'œuf dans l'ovaire et la grappe où ils se forment.
207. Un cadre contenant l'incubation du poulet jour par jour.
208. Squelette de singe (Papion).
209. Ce même Papion empaillée.
210. Machoire de requin.
211. Têtes de singe, Orang-Outang, Chimpangé et Gorille.

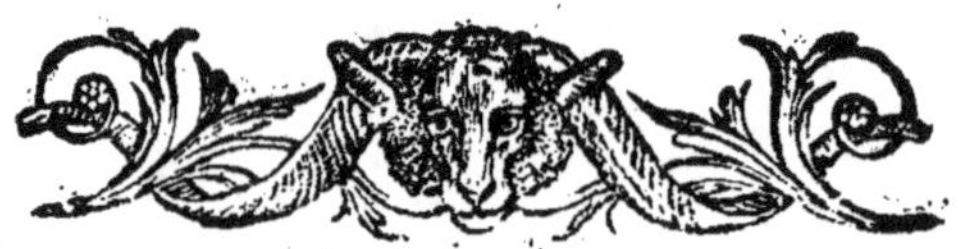